Baixo Teor De Carboidratos

Deliciosas receitas essenciais com baixo teor de
carboidratos para começar a perder peso
e com saúde para iniciantes

João Gusmão

índice

Panquecas De Couve-Flor Crocante 1

Aveia Com Canela E Maçã 3

Omelete De Bacon E Espinafre 6

Camitas 9

Sopa De Mexilhões Low-Carb 12

Bolo Mexicano De Salmão 15

Carne E Legumes Low-Carb De Panela Elétrica 18

Meatza Mexicana 21

Queijo Com Ervas 24

Biscoitos Mexicanos 26

Frango Assado Com Vagem Na Manteiga 30

Caldo De Legumes 32

Dahl 34

Couve-Flor Assada No Forno E Gratinado De Brócolis 36

Café Da Manhã De Superalimento Aveia 38

Frango Ao Curry Na Slow Cooker 40

Bacon Com Ninho De Ovos 42

Rosquinhas De Abóbora Temperada 44

Strogonoff Cremoso De Carne Com Fettuccine De Abobrinha 47

Banana Com Manteiga De Amêndoa E Aveia ... 50
Biscoitos De Chocolate 52
Aspargos Low-Carb E Salmão Frito 55
Ovos Mexidos Com Salmão Defumado 57
Pimentão Cêto 59
Prosciutto, Espinafre E Creme De Ovos Assado 62
Quiche De Bacon E Queijo 65
Salada Saudável De Abacate 68
Pimentõesrecheados 70
Wraps De Carne Picada Com Queijo Low-Carb 73
Caçarola Mexicana 75
Sopa De Abóbora Reconfortante 77
Frittata Mexicana 80
Fudge De Chocolate Com Creme De Leite 83
Salada De Atum Apimentada 85
Mousse De Chocolate Low-Carb Refrescante 87
Pesto De Coentro 89
Curry De Peixe 90
Salada De Berinjela Frita E Anchova 92
Frango Com Ervilhas Afegão 94
Salada Cremosa De Abobrinha 96
Frango Ao Molho De Tikka Masala 98
Espinafre Com Omelete 103
Linhaça, Baunilha E Aveia Amanhecidas 106

Nuggets De Frango Ranch 108

Halloumi Low-Carb 111

Omelete Com Vegetais Superfoods 112

Sopa Salgada 114

Panquecas De Couve-Flor Crocante

Ingredientes:

- 1 Xícara de Sementes de Girassol Sem Sal
- 1 Xícara de Avelãs Picadinhas
- 1 Xícara de Salsa Fresca Picadinha
- 5 Colheres de Chá de Tomilho Fresco
- 2 Colheres de Chá de Páprica Defumada
- 2 Colheres de Chá de Pimenta Caiena
- 5 Colheres de Sopa de Azeite, Mais se Necessário
- 2 Cabeças de Couve-flor Cortada em Pequenas Florezinhas
- 4 Cenouras Raladas
- 7 Ovos Grandes
- 1 Xícara de Farinha de Linhaça
- 5 Colheres de Chá de Suco de Limão Fresco
- 2 Colheres de Chá de Sal
- 2 Colheres de Chá de Pimenta Preta

Modo de Preparo:

1. Coloque a couve-flor em um processador de alimentos e processe até que pareça uma pasta grossa.

2. Transfira para uma tigela grande.

3. Misture com as cenouras, os ovos, a farinha de linhaça, as sementes de girassol, as avelãs, a salsa, o suco de limão, o sal, a pimenta preta, o tomilho, a páprica e a pimenta caiena.

4. Mexa até misturar bem.

5. Aqueça o azeite em uma frigideira média antiaderente em fogo médio-alto.

6. Coloque cerca de 1 xícara de massa por vez na frigideira.

7. Alise cada pedaço da massa com a parte de trás do copo ou com uma concha medidora.

Aveia Com Canela E Maçã

Ingredientes:

- 4 Colheres de Sopa de Aveia em Flocos
- 4 Colheres de Sopa de Água
- Sal à Gosto
- 5 Maçãs Descascadas e Cortadas
- 2Colheres de Chá de Canela
- 1Colher de Sopa deAçúcar Mascavo

Modo de Preparo:

1. Para iniciar esta receita, separe uma panela *slow cooker* e use um saco para cozinhar, já que o açúcar mascavo pode fazer uma grande bagunça e isso pode ajudar na limpeza.

2. Pegue as maçãs e corte-as antes de colocá-las no fundo da panela elétrica.

3. Polvilhe a canela e o açúcar mascavo por cima das maçãs e, em seguida, use uma colher para mexer.

4. Mexa os ingredientes até que fiquem bem misturados.

5. Pegue a aveia e despeje sobre as maçãs antes de adicionar um pouco de sal e água por cima.

6. Não é necessário mexer tudo, pois vai misturar quando cozinhar.

7. Coloque a tampa na panela *slow cooker*, em seguida, coloque-a em temperatura baixa por 9-9 ½ horas.

8. Você poderá deixar cozinhar durante a noite para que fique pronto quando acordar.

9. Se você não estiver pronto para tomar o café da manhã ao levantar, desligue o fogo e deixe-o aquecendo até que esteja na hora de servir.

10. Quando estiver pronto para comer, misture bem tudo para que a aveia seja retirada do fundo da panela.

Omelete De Bacon E Espinafre

Ingredientes:

- 7Ovos Frescos
- 345gde Folhas de Espinafre
- 30g + 95g de Manteiga
- 355g de Pedaços de Bacon em Cubos
- 58g de Nozes
- 115ml de Cranberries Congelados
- Sal e Pimenta

Modo de Preparo:

1. Aqueça 95g de manteiga em fogo médio em uma frigideira média.
2. Coloque o espinafre picado e frite até murchar.
3. Remova o espinafre da frigideira.
4. Misture os pedaços de bacon nesta

mesma frigideira.

5. Frite os pedaços de bacon até que fiquem crocantes.
6. Use uma espátula para mexer ocasionalmente.
7. Reduza a temperatura.
8. Adicione o espinafre murcho, os cranberries congelados e as nozes na frigideira.
9. Mexa os ingredientes até misturar e aguarde de 1 a 5 minutos, para que aqueçam.
10. Remova da frigideira.
11. Aumente o fogo para fodo médio e coloque o restante da manteiga na frigideira.
12. Quebre os ovos em uma frigideira.
13. Frite até ficar do seu gosto.
14. Tempere com sal e pimenta.
15. Transfira os ovos para recipientes.
16. Misture-os com uma porção da mistura

de espinafre, bacon, cranberries e nozes.

Ingredientes:

- 1kgde Carne de Porco Sem Gordura
- 2-3 Cebolas Cortadas em Cubos
- 7 Dentes de Alho
- ½Colher de Chá de Sal
- 1Colher de Chá de Pimenta
- 2Colheres de Chá de Orégano
- 3Colheres de Chá de Cominho
- 2PimentasChipotle Cortadas em Cubos
- 5Colheres de Sopa de Molho Adobo
- ½ Tablete deCaldo de Galinha
- 2Folhas de Louro

Modo de Preparo:

1. Separe a panela elétrica e deixe-a pronta para uso.

2. Use o sal e a pimenta para tempera a carne de porco e em seguida coloque-a na panela elétrica.

3. Em seguida, separe uma tigela e misture o restante dos ingredientes.

4. Misture todos e quando todos estiverem misturados,

5. Despeje sobre a carne de porco que está na panela elétrica.

6. Coloque a tampa na panela e deixe os ingredientes cozinhar por cerca de 7 a 9 horas.

7. Você saberá que está pronto quando a carne de porco pode ser despedaçada com um garfo e desfiada facilmente.

8. Após esse período, ligue o forno e deixe pré-aquecer até 270°C.

9. Coloque a carne de porco formando uma camada em uma assadeira.

10. Deixe assar por cerca de 8 a 10 minutos, para que as bordas comecem a ficarem torradas e crocantes.

Sopa De Mexilhões Low-Carb

Ingredientes:

- 5Colheres de Sopa de Manteiga
- 350g de Bacon Picado
- 5 Dentes de Alho
- 3Cebolas Amarelas
- 500g Raiz de Aipo (Descascada e Picada)
- 500ml de Água
- 445ml de *Double Cream*
- 3 Tabletes de Caldo de Carne de Peixe
- 1 Colher de Sopa de Vinagre de Vinho Branco
- 1 Colher de Sopa de Tomilho Fresco
- 2Folhas de Louro
- 445g Mexilhões Prontos para Comer
- Sal e Pimenta

Modo de Preparo:

1. Aqueça a manteiga em uma frigideira de tamanho médio e em fogo moderado.
2. Misture o bacon e frite até ficar bem crocante.
3. Transfira o bacon para um prato.
4. Reserve a gordura de bacon.
5. Na mesma panela, refogue o alho, a cebola e a raiz de aipo até dourar.
6. Misture o tomilho e as folhas de louro.
7. Adicione o *double cram*, o caldo de carne, a água e o vinagre na panela.
8. Deixe ferver levemente.
9. Reduza a temperatura e deixe ferver de 15 a 20 minutos.
10. Finalmente, adicione os mexilhões.
11. Mexa e deixe a sopa ferver por 1 a 5 minutos.
12. Verifique o gosto antes de temperar.
13. Mexilhões podem ser salgados.
14. Retire do fogo e reserve.
15. Sirva quente em tigelas com o

bacon frito e salsa picada.

Bolo Mexicano De Salmão

Ingredientes:

- 5 Ovos
- ½ Cebola Picada
- Dentes de Alho Picados
- Colheres de Sopa de Coentro Picado
- 2Colheres de Chá de Sal
- Suco de 2 Limões
- 1Colher de Chá de Pimenta Vermelha Moída
- 1Colher de Chá de Cominho em Pó
- Salmão Enlatado Sem Óleo
- Colheres de Sopa de Farinha de Côco
- Colheres de Sopa de Óleo de Côco

Modo de Preparo:

1. Para começar esta receita, você pode separar uma batedeira e bater os ovos.

2. Depois disso, misture o cominho, a pimenta vermelha, o suco de limão, o sal,

o coentro, o alho e a cebola, garantindo acrescentar tudo junto e misturar bem.

3 Em seguida, você pode misturar o salmão a essa mistura fresca de ovos e amassar na mistura com um garfo.

4 Certifique-se que tudo fique muito bem misturado.

5 Em seguida, misture a farinha de côco e misture completamente.

6 Aguarde até que a farinha de côco absorva o líquido.

7 Em seguida, aqueça uma frigideira no fogão por 1 a 3 minutos.

8 Verifique a mistura de ovos, para conferir se está muito úmida.

9 Se estiver, misture um pouco mais de farinha de côco, adicionando uma colher de chá de cada vez.

10 Adicione até que a mistura de salmão esteja seca o suficiente.

11 Deixe a mistura em pedaços individuais em forma de hambúrguer de cerca de 180g cada.

12 Misture um pouco de manteiga na frigideira e, em seguida, frite os hambúrgueres em um dos lados, sem deixá-lo mexer.

13 Frite por cerca de 7a 10 minutos.

14 Deixe fritar até começarem a dourar.

15 Você pode então virá-los e cozinhar por mais 8 minutos do outro lado.

16 Sirva imediatamente.

Carne E Legumes Low-Carb De Panela Elétrica

Ingredientes:

- 800g de Carne de Gado Para Assar
- 6Colheres de Sopa de Óleo de Abacate
- 110g de Rabanete (Cortados)
- 110g de Cenouras (Fatiadas)
- 1Cebola Amarela Grande (Cortada)
- 2Ramos de Tomilho Fresco
- 3Ramos de Alecrim Fresco
- 315ml de Caldo de Carne

Modo de Preparo:

1. Tempere a carne a gosto, passando o sal e a pimenta de ambos os lados.
2. Deixe descansar em temperatura ambiente por 1-1 ½ horas.
3. Coloque 2 colheres do óleo de abacate em uma panela de fundo grosso em

fogo médio-alto.

4   Coloque a cebola e cozinhe até dourar.
5   Em seguida, adicione os rabanetes cortados e as cenouras fatiadas e deixe dourar, sem amolecer, por 5 a 10 minutos.
6   Retire da panela e reserve.
7   Transfira a carne temperada para a panela com 4 colheres de sopa de óleo.
8   Doure a carne em ambos os lados.
9   Remova da panela e transfira para a panela elétrica.
10 Organize os vegetais uniformemente ao redor da carne.
11 Despeje o caldo de carne e adicione o tomilho e o alecrim até a metade do caldo.
12 Defina o temporizador para 7-7 ½ horas em potência alta ou para 11-14 horas em potência baixa.
13 A carne deve ficar bem macia ao terminar.

Meatza Mexicana

Ingredientes:

Para a borda de carne:
- 900g de Carne Moída
- 5 Colheres de Chá de Pimenta em Pó
- 1 Colher de Chá de Cominho
- 1 Colher de Chá de Páprica
- 1 Colher de Chá de Sal
- 5 Dentes de Alho Esmagados

Modo de Preparo:

1. Para iniciar esta receita, você deve ligar o forno e deixar aquecer até 415 graus.

2. Enquanto o forno está esquentando, você pode pegar uma tigela e misturar a carne moída com os temperos até que estejam bem misturados.

3. Em seguida, você pode começar a fazer a borda de carne.

4   Para isso, divida a carne ao meio antes de formar um círculo e colocá-la em uma forma redonda.

5   Cubra o fundo da forma e alise a carne com as mãos úmidas até ficar uniforme.

6   Repita esse processo com a outra metade da carne e outra forma.

7   Coloque a forma no forno e deixe assar por cerca de 25 a 30 minutos.

8   Você saberá que está pronto quando a carne estiver completamente cozida e as bordas começarem a dourar.

9   Deixe o forno ligado, retire a borda de carne e coloque-as de lado para esfriar.

10 Em seguida, você pode montar a meatza.

11 Para isso, retire uma assadeira grande e cubra-a com papel alumínio e papel manteiga.

12 Coloque a borda de carne resfriadas em cima da assadeira e espalhe cerca de

metade da salsa em cima dela, deixando um pequeno espaço perto das bordas.

13 Coloque as cebolas e os pimentões por cima, empurrando-os um pouco para misturar com a salsa.

14 Repita o processo na outra forma e coloque-as de volta ao forno para cozinhar por mais 15 a 20 minutos, para que elas fiquem quentes e douradas a gosto.

15 Quando estiver pronto, você pode decorar a sua meatza.

16 Você fará isso tirando as formas do forno e polvilhando-as com abacate cortados em cubos.

17 Esprema um pouco de suco de limão e cubra com o coentro antes de servir.

Queijo Com Ervas

Ingredientes:

- 2 Dentes de Alho Picados
- 5 Talos de Aipo, Lavados e Cortados no Comprimento Desejado
- Sal e Pimenta
- 4 Colheres de Chá Azeite
- 440g de Queijo Brie com Gordura Total
- Salsa Fresca Picada
- Raspas de 1-1½ Limão

Modo de Preparo:

1. Substitua a salsa por ervas frescas ou secas de sua escolha, incluindo manjericão fresco, endro fresco ou orégano seco.

2. Coloque o queijo em uma tigela de tamanho médio.

3. Junte os ingredientes restantes, exceto os talos de aipo, e misture até que estejam bem combinados.

4. Tempere à gosto e misture um pouco mais.

5. Coloque a mistura de queijo na geladeira por pelo menos 10 a 15 minutos.

6. Sirva o queijo com ervas e talos de aipo ou outros palitos de vegetais com pouco carboidrato, como palitos de pepino ou pimentão.

Biscoitos Mexicanos

Ingredientes:

- 1/3 Colher de Chá de Extrato de Amêndoas
- 1 Noz-Pecã Picada, Grossa e Encharcada, se possível
- 1 Adoçante Orgânico Diet
- 3 Adoçantes de Raiz de Chicória ou Outro Tipo de Sua Escolha
- 2-2 ½ Flocos de Côco Ralado, Sem Açúcar
- 5 Colheres de Sopa de Araruta em Pó
- 1 Colher de Chá de Sal
- 4 Ovos Frescos
- 1 Colher de Chá de Baunilha Pura

Modo de Preparo:

1. Para iniciar esta receita, ligue o forno e deixe aquecer até 330 graus.

2. Enquanto o forno estiver aquecendo, você pode separar duas assadeiras e forrá-las com papel manteiga.

3. Em seguida, separe um processador de alimentos secos e encaixe-o com uma lâmina do tipo "s".

4. Coloque o adoçante de sua preferência dentro e triture-o por 1 a 3 minutos para que ele se torne um pó fino.

5. Após, você pode adicionar o sal, a araruta e o côco.

6. Moa um pouco mais para que a mistura fique bastante fina.

7. Nesse momento, abra a tampa e mexa todos os ingredientes para o fundo.

8. Coloque a tampa novamente e triture um pouco mais, para que o pó fique totalmente fino.

9. Pegue os ovos frescos e pese-os; se os ovos forem mais pesados que a média, sua massa ficará muito mole e você não conseguirá terminá-la.

10. Misture o extrato de amêndoas, a baunilha e os ovos ao processador de alimentos e misture bem.

11. Se a sua massa estiver um pouco mole, adicione um pouco mais de araruta e de côco para firmar.

12. Misture as nozes por último e depois bata em uma velocidade baixa para misturar tudo uniformemente.

13. Coloque a massa na geladeira e deixe esfriar por 20 a 25 minutos.

14. Após esse período, retire a massa e modele-a suavemente em pequenas bolas sem pressioná-la.

15. Coloque-as na assadeira preparada, deixando 2 centímetros entre elas.

16. Como a massa vai ficar bem macia, é recomendável revestir as mãos com o pó de araruta para evitar que a massa grude nas mãos.

17. Coloque a assadeira no forno e deixe assar por cerca de 25 a 30 minutos.

18. Os cookies não devem dourar, então observe com cuidado para não assar demais.

19. Quando os biscoitos estiverem um pouco de marrom na parte inferior, eles estão prontos.

20. Retire-os do forno.

21. Enquanto os biscoitos ainda estiverem quentes, você deve enrolá-los com muito cuidado em algum adoçante granulado moído.

22. Os biscoitos ficarão macios quando você os tirar do forno, mas quando esfriarem eles ficarão mais firmes e fáceis de manusear.

23. Sirva depois que os cookies tiverem um tempo para esfriar

Frango Assado Com Vagem Na Manteiga

Ingredientes:

- 145g de Manteiga para Servir
- Sal e Pimenta
- 890g de Frango Inteiro Assado
- 390g de Vagem Fresca

Modo de Preparo:

1. Aqueça a manteiga em uma panela de tamanho médio em fogo moderado.
2. Misture a vagem e deixe cozinhar até o ponto desejado.
3. No final, tempere com sal e pimenta à gosto.
4. Coloque a vagem amanteigado e o frango em um prato.

5. Cubra com manteiga e sirva imediatamente!

Caldo De Legumes

Ingredientes:

- 14 Ramos de Salsa Fresca
- 11 Ramos de Tomilho Fresco
- 3 Folhas de Louro
- 2 Colheres de Chá de Sal
- 3 Quartos de Água
- 3 Colheres de Sopa de Óleo de Côco
- 2 Cebolas Frescas
- 5 Talos de Aipo, Incluindo Algumas Folhas
- 5 Cenouras Frescas
- 2 Cebolinhas Picadas
- 17 Dentes de Alho Picados

Modo de Preparo:

1. Pique os legumes em pequenos pedaços.

2. Aqueça o óleo em uma panela e adicione a cebola, a cebolinha, o aipo,

a cenoura, o alho, a salsa, o tomilho e as folhas de louro.

3. Cozinhe em fogo alto por 5 a 12 minutos, mexendo ocasionalmente.

4. Deixe ferver e adicione sal.

5. Abaixe o fogo e cozinhe sem tampa por 55 minutos. Até amolecer.

6. Outros ingredientes a considerar: caule de brócolis, raiz de aipo.

Dahl

Ingredientes:

- 1 Cebola Cortada em Fatias
- 5 Colheres de Sopa de Óleo de Canola
- 5 Lentilhas Vermelhas
- 2 Colheres de Sopa de Kilongi (Sementes de Cebola)
- 3 Colheres de Sopa de Sementes de Cominho Inteiras

Modo de Preparo:

1. Esta é uma receita simples que poderá alimentar toda a família em pouco tempo.

2. Para começar, você deve levar uma panela grande e enxaguar as lentilhas com água fria.

3. Faça isso até que a água comece a correr clara.

4. Depois disso, encha a panela de água com cerca de 10 centímetros a mais do que as lentilhas antes de colocar no fogão e deixar ferver.

5. Enquanto as lentilhas estão no fogo, você pode usar uma panela diferente e refogar a cebola com um pouco de óleo.

6. Deixe a cebola cozinhar por 1 a 5 minutos até que ela possa caramelizar e começar a dourar.

7. Retire-a da panela neste momento.

8. Aqueça uma frigideira até ficar muito quente antes de adicionar o restante do óleo com os temperos e deixe fritar por 1 minuto, para liberar completamente o sabor.

9. Misture as especiarias e as cebolas com as lentilhas e mexa bem.

10. Quando estiver pronto, as lentilhas deixarão da cor laranja escura para um amarelo claro e devem estar macias o suficiente para parecer uma sopa grossa.

Couve-Flor Assada No Forno E Gratinado De Brócolis

Ingredientes:

- 5 Colheres de Sopa de Mostarda Dijon
- 290g de Queijo Ralado
- 470ml de Crème Fraiche
- Tomilho Fresco
- Sal e Pimenta
- 2 Alho-Poros
- 3 Cebolas Amarelas
- 890g de Flores de Brócolis
- 440g de Flores de Couve-Flor
- 880g de Salsichas Pré-Cozidas

- 95g de Manteiga para Fritar

Modo de Preparo:

1. Aqueça o forno em 235°C.
2. Em uma frigideira, aqueça a manteiga em fogo moderado e frite a cebola, o alho-poro, os brócolis e a couve-flor.
3. Retire do fogo.
4. Em uma frigideira separada, aqueça a manteiga restante e frite as salsichas.
5. Retire do fogo e reserve.
6. Em uma tigela, misture o crème fraiche e a mostarda Dijon até ficar bem misturado.
7. Junte a mistura de mostarda e o crème fraiche e coloque sobre os vegetais.
8. Coloque as fatias de salsicha fritas

sobre o molho de mostarda e o crème.

9. Cubra com uma camada uniforme de queijo cheddar ralado.

10. Tempere com sal, pimenta e tomilho.

11. Coloque a assadeira no forno na parte superior.

12. Deixe assar por 25 a 30 minutos.

13. Retire do forno! Aproveite!

Café Da Manhã De Superalimento Aveia

Ingredientes:

- 2 Colheres de Chá de Sementes de Girassol
- 1 Pitada de Canela
- ½ Colher de Chá de Cacau
- 3 Xícaras de Aveia Cozida

- 3 Colheres de Chá de Sementes de Linho Moídas

Modo de Preparo:

1. Cozinhe a aveia em água quente e depois misture todos os outros ingredientes.
2. Adoce se necessário com algumas gotas de mel cru.
3. Opcional: você pode substituir as sementes de girassol por sementes de abóbora ou sementes de chia.
4. Você pode adicionar um punhado de mirtilos ou qualquer outra fruta no lugar do cacau.

Frango Ao Curry Na Slow Cooker

Ingredientes:

- 2 Latas de Creme de Frango
- 3 Colheres de Chá de Curry em Pó
- 11 Coxas de Frango sem Osso esem Pele
- ½ Molho para Saladas (Miracle Whip) Light

Modo de Preparo:

1. Para começar esta receita, pegue o frango e lave-o antes de deixar secar.

2. Pegue a slow cooker e configure da maneira necessária para funcionar.

3. Quando a slow cooker estiver pronta, você poderá colocar o frango dentro,

tentando manter tudo em uma única camada da melhor maneira possível.

4. Em seguida, pegue uma tigela e misture o restante dos ingredientes.

5. Quando estiverem bem misturados, você pode derramar esta mistura por todo o frango da maneira mais uniforme possível.

6. Coloque a tampa na panela e deixe o prato cozinhar em alta temperatura por cerca de 5-5 ½ horas.

7. Mexa delicadamente antes de servir e desfrutar.

Bacon Com Ninho De Ovos

Ingredientes:

- 11 Ovos Frescos
- Sal e Pimenta
- 11 Fôrmas de Muffins Antiaderentes
- 9 Fatias de Bacon
- 145g de Queijo Cheddar Maduro Desintegrado

Modo de Preparo:

1. Aqueça o forno a 205°C .
2. Unte as fôrmas de muffins com manteiga ou cubra-os com spray de cozinha.
3. Cubra as fôrmas com as fatias de bacon para formar uma tigela de bacon.
4. Misture bem o queijo cheddar desintegrado em cada fôrma.

5. Quebre os ovos nas fôrmas.
6. Tempere a gosto.
7. Coloque no forno por 12 a 20 minutos para os ovos endurecerem.
8. Retire do forno.
9. Transfira para os pratos e sirva imediatamente!
10. Decore com salsa fresca ou manjericão fresco!

Rosquinhas De Abóbora Temperada

Ingredientes:

- 1-1 ½ Colher de Chá de Fermento em Pó
- 5 Colheres de Chá de Canela
- 4 Colheres de Chá de Tempero para Torta de Abóbora
- Mel Cru
- 2 Manteigas de Amêndoa Cremosa sem Sal
- 6 Ovos Frescos
- 1 Abóbora em Puré
- 3 Colheres de Chá de Baunilha
- 1 Colher de Chá de Sal

Modo de Preparo:

1. Quando estiver pronto para iniciar esta receita, ligue o forno e deixe aquecer até 345 graus.

2. Enquanto o forno estiver aquecendo, pegue uma tigela e coloque a manteiga de amêndoa dentro.

3. Bata com um mixer para que ela fique cremosa.

4. Quando a manteiga de amêndoa estiver cremosa, adicione a baunilha, o mel, a abóbora e os ovos.

5. Continue a bater esses ingredientes até que estejam completamente misturados.

6. Misture as especiarias, o fermento e o sal e continue a bater.

7. Pegue uma forma para rosquinhas e unte-a bem, para que nada grude.

8. Coloque a massa na forma e coloque-a no forno.

9. Deixe assar por cerca de 20 a 25 minutos.

10. Você saberá que está pronto quando você conseguir colocar um palito no meio e ele sair limpo.

11. Retire as rosquinhas do forno e deixe esfriar por cerca de 15 a 20 minutos antes de removê-los da forma.

12. Logo antes de comer, regue um pouco de mel e aproveite.

Strogonoff Cremoso De Carne Com Fettuccine De Abobrinha

Ingredientes:
- Sal e Pimenta
- 5 Abobrinhas
- 55g de Azeite de Oliva
- 5 Colheres de Sopa de Manteiga
- 3 Cebolas Amarelas
- 440g de Cogumelos
- 2 Colheres de Sopa de Tomilho Seco
- 690ml de Creme Azedo com Gordura Total
- 440g de Queijo Azul Stilton
- 880g de Carne de Gado Picada

Modo de Preparo:
1. Refogue a cebola na manteiga em uma panela baixa em fogo moderado até ela ficar translúcida.
2. Misture a carne picada na panela e

frite.

3. Use uma espátula para quebrar os pedaços.

4. Deixe a carne fritar até dourar e cozinhar.

5. Adicione os cogumelos fatiados na panela.

6. Mexa para misturar bem com a cebola e com a carne e deixe refogar de 2 a 5 minutos.

7. Misture o queijo azul esfarelado e o creme de leite e mexa para combinar bem.

8. Deixe ferver suavemente.

9. Reduza o fogo e deixe a mistura ferver por 15 a 20 minutos.

10. Retire do fogo.

11. Enquanto a carne cozinha, adicione as fatias de abobrinha a uma panela com água com sal fervendo.

12. Deixe a abobrinha ferver por 1 a 5 minutos.

13. Escorra as fatias de abobrinha, arrume em pratos e regue abundantemente com o azeite.

14. Tempere a gosto!

Banana Com Manteiga De Amêndoa E Aveia

Ingredientes:

- 1 Xícara de Aveia
- ½ Xícara de Água
- 2 Claras de Ovos Frescas
- 3 Bananas
- 3 Colheres de Sopa de Farinha de Sementes de Linho
- 2 Colheres de Chá de Mel Cru
- 1 Pitada de Canela
- 1 Colher de Sopa de Manteiga de Amêndoas

Modo de Preparo:

1. Misture a aveia e a água em uma tigela.
2. Bata a clara do ovo e bata com a aveia crua.

3. Ferva em uma panela no fogão.

4. Verifique a consistência e continue a esquentar conforme necessário até que a aveia fique macia e espessa.

5. Amasse a banana e adicione a aveia. Aqueça por 1 a 5 minutos.

6. Misture o linho, o mel cru e a canela.

7. Cubra com manteiga de amêndoa!

Biscoitos De Chocolate

Ingredientes:

- 2 Mel
- 1 Óleo de Coco Derretido
- 5 Ovos Frescos
- 3 Colheres de Chá de Baunilha
- 3 Lascas de Chocolate Meio Amargo
- 2 Farinha de Amêndoas
- ½ Farinha de Coco
- ½ Farinha de Tapioca
- 1 Colher de Chá de Sal
- 1 Colher de Chá de Fermento em Pó
- 1 Colher de Chá de Bicarbonato de Sódio
- Xarope de Bordo

Modo de Preparo:

1. Para iniciar esta receita, ligue o forno e deixe aquecer até 345 graus.

2. Enquanto o forno estiver aquecendo, retire uma assadeira e forre-a com papel manteiga.

3. Pegue uma tigela e misture o bicarbonato de sódio, o fermento em pó, o sal, a farinha de tapioca, a farinha de coco e a farinha de amêndoa até ficar bem combinado.

4. Pegue outra tigela e misture a baunilha fresca, os ovos grandes, o óleo de coco, o mel e o xarope de bordo.

5. Misture os ingredientes molhados com os secos, certificando-se de mexer juntos para que estejam bem misturados.

6. Misture as raspas de chocolate neste momento, certificando-se de que elas estejam bem distribuídas pela massa.

7. Deixe a massa descansar por cerca de 15 a 20 minutos, dando tempo para a farinha de coco absorver completamente todos os líquidos da tigela.

8. Quando estiver pronto, pegue uma colher e faça bolinhas, certificando-se de colocá-las na assadeira com cerca de 10 cm de distância.

9. Coloque a assadeira no forno.

10. Asse esses biscoitos no forno preparado por cerca de 15 a 20 minutos.

11. Você saberá que eles estão prontos quando começarem a ficar um pouco dourados no topo.

12. Nesse momento, retire a assadeira do forno e deixe os biscoitos por cerca de 5 a 10 minutos para esfriar.

13. Após esse período, use uma espátula para tirar lentamente os biscoitos da forma.

14. Coma os biscoitos imediatamente ou será necessário armazená-los em um recipiente hermético.

Aspargos Low-Carb E Salmão Frito

Ingredientes:

- 440g de Aspargos Verdes
- Sal e Pimenta
- 490g de Salmão
- 135g de Manteiga

Modo de Preparo:

1. Derreta um terço da manteiga em uma panela em fogo moderado.

2. Misture os aspargos cortados.

3. Frite os aspargos por 4 minutos até ficarem um pouco macios, mas não muito.

4. Tempere com sal e pimenta. Mova-os para um lado da panela.

5. Misture um terço da manteiga restante e frite os filetes de salmão no lado vazio da frigideira.

6. 1 a 5 minutos de cada lado devem ser suficientes.

7. Mexa os aspargos ocasionalmente, enquanto o salmão está fritando.

8. Transfira para os pratos e tempere a gosto, se necessário.

9. Cubra os filés de salmão frito com o restante da manteiga.

Ovos Mexidos Com Salmão Defumado

Ingredientes:

- 2 Colheres de Chá de Óleo de Coco
- 1 Abacate
- Pimenta do Reino à Gosto
- 7 Cebolinhas Picadas
- 7 Ovos Frescos
- 2 Colheres de Sopa de Água
- 210g de Salmão Defumado Fatiado

Modo de Preparo:

1. Aqueça uma frigideira em fogo médio.
2. Coloque o óleo de coco na frigideira quando ela estiver quente.
3. Enquanto isso, bata os ovos frescos.

4. Misture os ovos frescos à frigideira quente, juntamente com o salmão defumado.

5. Mexa continuamente e cozinhe os ovos até ficarem macios e fofos.

6. Retire do fogo.

7. Cubra com abacate, pimenta do reino e cebolinha.

Pimentão Cêto

Ingredientes:

- 3 Latas de Patê de Tomate
- 3 Latas de Tomates Pequenos Picados
- ½ Cebola Amarela em Cubos
- 390g de Cogumelos Brancos Fatiados
- 2 Pimentões Verde em Cubos
- 1kg de Carne Moída
- 2 Colheres de Sopa de Azeite de Oliva
- 2 Colheres de Chá de Cominho em Pó
- 2 Colheres de Chá de Alho Picado
- 5 Colheres de Chá de Pimenta em Pó

Modo de Preparo:

1. Para começar esta receita, você pode pegar os cogumelos, os pimentões e a cebola e cortá-los em pedaços pequenos.
2. Reserve para mais tarde.

3. Em seguida, pegue uma frigideira e ligue-a em fogo médio.

4. Frite a carne juntamente com o azeite de oliva.

5. Quando a carne estiver na metade do cozimento, misture as cebolas e o pimentão e deixe cozinhar também.

6. Quando a carne estiver pronta, misture a pasta de tomate e os temperos, mexendo bem.

7. Pegue uma panela elétrica neste momento e configure-a.

8. Despeje esta mistura dentro da *slow cooker* e coloque-a em temperatura baixa.

9. Misture os cogumelos, bem como qualquer tempero extra e os tomates em conserva.

10. Misture bem todos os ingredientes.

11. Coloque a tampa na panela e deixe cozinhar por cerca de 6-6 ½ horas.

Prosciutto, Espinafre E Creme De Ovos Assado

Ingredientes:
- 3 Colheres de Chá de Azeite
- 150g de Prosciutto Picado
- ½ Xícara + 4 Colheres de Chá de Heavy Cream
- ½ Colher de Chá de Sal
- 6 Colheres de Chá de Manteiga Sem Sal
- 1 Colher de Chá de Pimenta
- Raspas de Noz-Moscada Fresca
- 6 Ovos Grandes
- 1 Colher de Chá de Queijo Parmesão Ralado
- 1,3Kg a 1,5Kg de EspinafreColhido e Lavado

Modo de Preparo:

1. Pré-aqueça o forno a 180°C.

2. Derreta 1 colher de sopa de manteiga em um ramequim de 200g no microondas e use a manteiga derretida

para cobrir o interior deste e de outros três ramequins de 200g.

3. Coloque os ramequins em uma assadeira.

4. Em uma panela grande adicione o restante da manteiga em fogo médio, até derreter.

5. Adicione o espinafre, alguns punhados de cada vez, e cozinhe, mexendo até murchar antes de adicionar mais.

6. Escorra o espinafre e retire o excesso de água.

7. Pique o espinafre.

8. Limpe e com a mesma panela, adicione o azeite e aqueça em fogo médio.

9. Cozinhe o prosciutto por cerca de 1 a 5 minutos, mexendo até que a gordura comece a renderizar. Misture o espinafre e 1 xícara do heavy cream. Cozinhe, mexendo sempre, por em

torno de 4 a 7 minutos, até que a mistura ferva e o creme fique bastante espesso e reduzido a cerca de 1 xícara.

10. Misture o sal, a pimenta e a nóz-moscada.

11. Divida o molho entre os quatro ramequins.

12. Quebre um ovo em uma tigela pequena e verifique se há pedaços brancos; em seguida, despeje o ovo no ramequim. Realize o mesmo com cada ramequim e tempere cada um com sal e pimento, desepejando 3 colheres de sopa do creme sobre cada um.

13. Asse até que as claras estejam firmes e começando a dourar nas bordas.

14. Polvilhe o queijo parmesão sobre os ovos e sirva imediatamente.

Quiche De Bacon E Queijo

Ingredientes:

- 3 Colheres de Sopa de Manteiga
- 15-20 Pedaços de Bacon
- 5 Espinafres Frescos
- 3 Cebolas Picadas
- 15 Ovos
- 2 Heavy Cream
- 450g de Queijo Cheddar Ralado Fino
- 1-1½ Colher de Chá de Pimenta Preta

Modo de Preparo:

1. Utilize uma panela *slow cooker* e unte o fundo com um pouco de manteiga.

2. Ligue-aem fogo baixo e deixe a manteiga preenchero fundo.

3. Deixe derreter enquanto você prepara o restante dos ingredientes.

4. Em seguida, é necessário cozinhar o bacon.

5. O método usado para tal não é relevante, desde que você consiga reservar a gordura do bacon para usar quando terminar.

6. Pegue o espinafre e corte as hastes antes de cortar em pedaços com cerca de 1cm de comprimento.

7. Quando finalizar, coloque em um copo medidor até obter a quantidade necessária.

8. Pique a cebola também.

9. Em uma tigela, bata os ovos e em seguida coloque a cebola, o espinafre, a pimenta, o queijo e o heavy cream.

10. Certifique-se de que tudo esteja bem misturado, até ficar homogêneo. Quando estiver, despeje esta mistura na panela.

11. Corte o bacon em pedaços pequenos, cerca de 1cmcada pedaço e, em

seguida, cubra a mistura na panela com o bacon.

12. Tampe a tampa e deixe a mistura cozinhar por cerca de 6 a 6½ horas, em fogo baixo, ou de 3 a 3 ½ horas, se estiver em fogo alto.

13. Quando o quiche estiver firme ao toque, ele estará pronto para comer imediatamente.

Salada Saudável De Abacate

Ingredientes:

- 14 Azeitonas Verdes
- 45g de Tofu Firme
- Sal e Pimenta àGosto
- 99g de Abacate
- 3 Ovos Cozidos
- 3 Colheres de Sopa de Azeite
- 45g de Queijo Brie
- 35g de Alface
- 125g de Ameixa

Modo de Preparo:

1. Aqueça 1 a 1 ½ colher do óleo em uma panela pequena.

2. Adicione o tofu e frite os dois lados até dourar.

3. Remova do fogo e transfira para um recipiente. Deixe esfriar.

4. Enquanto isso, corte em cubos o abacate, o brie e o ovo cozido.

5. Adicione-os em uma tigela de tamanho médio.

6. Pique em pedaços finos o alface e corte os tomates e ameixas ao meio.

7. Adicione-os à tigela.

8. Corte o tofu em cubos e adicione-os à tigela, juntamente com as azeitonas verdes e o azeite restante.

9. Misture.

10. Tempere com sal e pimenta e decore com salsa.

11. Adicione fatias de pimenta jalapenho para ter uma manhã quente!

Pimentõesrecheados

Ingredientes:

- 1-1 ½ Cabeça de Alho Picada
- 9 Pimentões Variados
- 1-1 ½ Cabeça de Couve-flor Ralada
- 3 Latas Pequenas de Extrato de Tomate
- 2 CebolasBranca Pequenas em Cubos
- 3 Punhados Pequenos de Manjericão Fresco Picado
- 4 Colheres de Chá deOrégano Seco
- 4 Colheres de Chá Tomilho Seco
- 1,3Kg de Salsicha Italiana Moída

Modo de Preparo:

1. Separeos pimentões e corte as tampas deles.

2. Retire o interior e remova as sementes, certificando-se de reservar a parte superior dos pimentões.

3. Pique a couve-flor até que comece a parecer com grãos de arroz, antes de colocar em uma tigela grande.

4. Adicione junto à couve-flor a cebola, as ervas secas, o manjericão e o alho picado.

5. Em seguida, misture tudo à mão.

6. Na sequência, use uma frigideira e doure a linguiça por pouco tempo, até dar um toque de sabor.

7. Se você não quiser dourar a linguiça, ela pode ser cozinhanada em uma panela *slow cooker*.

8. Adicione a linguiça e o extrato de tomate à tigela, juntamente com a couve-flor temperada e mexa tudo à mão, até que fique bem misturado.

9. Pegue os pimentões e coloque dentro deles o máximo possível da mistura de linguiça.

10. Quando os pimentões estiverem totalmente recheados, coloque-os em uma panela *slow cooker* e, em seguida, coloque levemente a tampa dos pimentões.

11. Se houver alguma mistura extra de couve-flor e carne, você pode colocar entre os pimentões para deixar cozinhar.

12. Cubra a panela *slow cooker* e cozinhe em temperatura baixa por cerca de 6 a 6 ½ horas.

Wraps De Carne Picada Com Queijo Low-Carb

Ingredientes:

- Sal e Pimenta àGosto
- 175g de Queijo Cheddar Ralado
- 2 Pés de Alface
- 399g de Toucinho Não Defumado
- 125g de Cogumelos
- 450g – 550g de Carne Moída

Modo de Preparo:

1. Aqueça a panela em fogo moderado.

2. Adicione o bacon e frite até ficar de sua preferência.

3. Transfira o bacon para um prato. Reserve a gordura renderizada.

4. Frite as fatias de cogumelos na gordura do bacon por 5 a 10 minutos.

5. Retire da panela e reserve.

6. Adicione sal e pimenta à carne picada e misture.

7. Adicione a carne à panela e deixe cozinhar por 15 a 20 minutos.

8. Use uma espátula para separar os pedaços.

9. Separe as folhas de alface.

10. Use uma colher para colocar quantidades iguais da carne picada nas folhas de alface para montar 6 porções.

11. Cubra com queijo cheddar, cogumelos e bacon crocante.

Caçarola Mexicana

Ingredientes:

- 5 Envelopes de Tempero para Tacos
- 5 Colheres de Sopa de Pimenta em Pó
- 3-3½ Xícaras de Arroz Integral Instantâneo
- 3 Queijos Cheddar
- 450g - 675g de Carne Moída
- 1-1 ½ Cebola Picada
- 3 Pimentões Verdes Picados
- 29 Feijões Brancos Lavados e Escorridos
- 27-27 ½ Tomates em Cubos
- 14 Molhos de Tomate
- 1 Xícara de Água

Modo de Preparo:

1. Em uma frigideira antiaderente, doure a carne moída até que esteja completamente cozida.

2. Em seguida, misture todos os ingredientes dentro de uma panela *slow cooker*, exceto o queijo e o arroz.

3. Cubra a panela e cozinhe a mistura por cerca de 8 a 8½ horas em temperatura baixa.

4. Após este tempo, abra a panela, coloque o arroz, tampe a panela novamente e deixe cozinhar até que o arroz esteja macio.

5. Polvilhe a mistura com queijo e cubra a panela por mais alguns minutos, até que o queijo derreta.

Sopa De Abóbora Reconfortante

Ingredientes:

- 445g de Manteiga
- 1-1½ Litro de Caldo de Legumes
- Suco de 1-1½Limão
- Sal e Pimenta à Gosto
- 4Dentes de Alho
- 5Cebolas Roxas
- 550g de Couve-Nabo
- 550g de Abóbora
- 5Colheres de Sopa de Azeite de Oliva

Modo de Preparo:

1. Pré-aqueça o forno à 205°C.

2. Adicione a abóbora cortada em cubos, o couve-nabo cortado em cubos, a cebola roxa cortada em fatias e os dentes de alho em um prato próprio para forno.

3. Regue a mistura com o azeite.

4. Tempere à gusto e coloque a bandeja no forno.

5. Deixe os legumes assarem por 55 minutos, até ficarem macios.

6. Retire do forno.

7. Transfira os legumes assados para uma panela.

8. Despeje o caldo de legumes por cima.

9. Coloque a panela em fogo moderado e deixe ferver suavemente.

10. Abaixe o fogo e cozinhe por mais 5 a 10 minutos.

11. Retire do fogo.

12. Adicione a manteiga cortada em cubos, os temperos e o suco de limão à sopa.

13. Após, utilize um mixer para fazer deixar a sopa com uma consistência suave de purê.

14. Sirva a sopa em tigelas com *crème fraiche* e sementes de abóbora assadas!

Frittata Mexicana

Ingredientes:

- 2Colheres de Chá de Sementes de Cominho
- 2Salsas
- 23Ovos
- 3Pitadas de Sal
- 3Pitadas de Pimenta Preta
- 3Colheres de Sopa de Óleo de Côco
- 3Cebolas Picadas
- 2Pimentas Jalapenho Picadas Sem Sementes
- 900g de Carne Moída de 1ª
- 2Batatas Doce Raladas
- 5Dentes de Alho Picados
- 3Colheres de Sopa de Pimenta em Pó

Modo de Preparo:

1. Para iniciar esta receita, pré-aqueça o forno e deixe aquecer até 180°C.

2. Enquanto o forno estiver aquecendo, aqueça o óleo uma frigideira, antes de adicionar a pimento jalapenho e a cebola.

3. Deixe esses 2 ingredientes refogarem até ficarem macios. Adicione a carne moída e cozinhe até que a carne comece a dourar.

4. Em seguida, adicione o alho e a batata, continuando a cozinhar, até que a batata fique macia e a carne fique completamente dourada.

5. Nesse momento, você pode adicionar a salsa, o cominho e a pimenta em pó, mexendo para misturar e aquecer tudo, acrescentando pimenta e sal à gosto, conforme necessário.

6. Transfira esta mistura para uma assadeira.

7. Em uma tigela, bata bem os ovos antes de derramar sobre a mistura na assadeira.

8. Cubra a panela com papel alumínio e leve ao forno por cerca de 45 a 50 minutos.

9. Após esse período, retire o papel alumínio e asse até que o centro tenha ficado consistente, o que levará mais 15 a 20 minutos.

10. Retire a assadeira do forno e deixe esfriar um pouco antes de cortar e saborear.

Fudge De Chocolate Com Creme De Leite

Ingredientes :

- 55g de Manteiga Sem Sal
- 55g de Chocolate Meio Amargo
- Fôrma de 9x12cm
- 445ml de Creme de Leite (Double Cream)
- 1-1 ½ Colher de Chá de Extrato de Baunilha

Modo de Preparo:

1. Dica de preparação! Coloque o creme de leite em uma panela de fundo grosso em fogo médio-alto.

2. Despeje o extrato de baunilha no creme de leite e deixe ferver suavemente.

3. Abaixe o fogo.

4. Deixe ferver e mexa ocasionalmente, até

que o creme de leite reduza para metade da quantidade inicial.

5. Incorpore a manteiga à temperatura ambiente até obter uma massa lisa.

6. Retire a panela do fogo e reserve.

7. Mexa o chocolate na mistura quente até derreter completamente e ficar homogêneo.

8. Despeje a massa na fôrma. Coloque na geladeira por 2-2 ½ horas.

9. Remova a fôrmada geladeira.

10. Use uma peneira fina para espalhar uma camada uniforme de cacau em pó por cima.

11. Corte o fudge de chocolate em 23 pedaços e sirva um pedaço como sobremesa!

Salada De Atum Apimentada

Ingredientes :

- 3 Colheres de Chá de Pimenta em Pó
- 1-1½ Colher de Chá de Cominho em Pó
- Suco de 1Limão
- 5 Colheres de Sopa de Maionese
- 3PimentõesVermelhos Cortados em Cubos
- 5 Cebolinhas Cortadas em Fatias Finas
- 1 Anel de Pimenta Jalapenho Picado
- ½ Tomate em CubosAssado
- 5 Latas de Atum

Modo de Preparo:

1. Para começar esta receita, em uma tigela, você pode misturar o atum, o tomate, o jalapenho, a cebolinha e o pimentão.

2. Misture bem usando um garfo, certificando-se de despedaçar

qualquer um dos grandes pedaços de atum.

3. Em seguida, adicione o suco de limão, o cominho e o pó de pimenta na tigela, misturando bem antes de provar para ajustar o tempero, conforme for necessário.

4. Usando uma espátula de borracha, você pode encorporar lentamente a maionese com a salada, para que ela fique cremosa.

5. Monte esta salada em um prato com alguns vegetais crus.

Mousse De Chocolate Low-Carb Refrescante

Ingredientes:

- 1450ml de Leite de Côco
- 3Colheres de Chá de Baunilha
- 28g Cacau em Pó

Modo de Preparo:

1. Coloque as latas de leite de côco na geladeira e deixe durante a noite.
2. A refrigeração separa o leite de côco em água de côco e em creme sólido.
3. Use um escorredor fino para separar o creme de côco sólido da água.
4. Reserve o creme de côco em uma tigela.
5. Adicione o extrato de baunilha e o cacau em pó à tigela do creme de côco.
6. Use uma batedeira ou um mixer para

misturar bem os ingredientes.

7. Coloque a mistura em 8 tigelas com quantidades iguais.

8. Decore com folhas de hortelã fresca ou 8 a 10 framboesas frescas.

Pesto De Coentro

Ingredientes:

- 5 Dentes de Alho Picados
- 1-1½ Xícara de Azeite de Olica ou de Azeite de Abacate
- 3 Xícaras de Coentro
- 1 Xícara de Castanha de Caju

Modo de Preparo:

1. Em um processador, processe o coentro, a castanha de caju e o alho.

2. Adicione o óleo lentamente. Processe para combinar.

3. Transfira para uma tigela.

4. Tempere com sal e pimenta.

5. Misture para combinar.

Curry De Peixe

Ingredientes:

- 3Colheres de Chá de Coentro em Pó
- 3Colheres de Chá de Cominho em Pó
- 5Filés de Peixe (Linguado)
- 3Tomates Enlatados
- Salt
- 5Colheres de Sopa de Azeite de Canola de Oliva
- 5CebolasPicadas
- 5Abobrinhas Fatiadas
- 45g de Raiz de Gengibre Descascada e Picada
- 1-1 ½ Colher de Cháde Açafrão
- 1-1 ½ Colher de Cháde Pimenta em Pó

Modo de Preparo:

1. Para iniciar esta receita, aqueça um pouco de óleo em uma panela ou frigideira.

2. Quando o óleo estiver quente, coloque a cebola e deixe fritar por cerca de 1 a 5 minutos.

3. Após esse tempo, adicione a abobrinha e deixe fritar por mais 1 a 5 minutos.

4. Em seguida, pegue o cominho em pó, o coentro em pó, a pimenta em pó, o açafrão, o alho e o gengibre e adicione-os à panela, para fritar por mais 45 segundos antes de adicionar o peixe e mexer delicadamente.

5. Adicione o sal e os tomates.

6. Agora você pode cobrir a frigideira e deixar todos os ingredientes cozinharem juntos por cerca de 15 a 20 minutos, até que o peixe fique macio e tudo fique bem cozido.

7. Quando estiver pronto para servir, decore com algumas folhas de coentro.

Salada De Berinjela Frita E Anchova

Ingredientes:

- 390g de Tomate-Cereja (Cortados ao Meio)
- 99g de Anchovas em Azeite de Oliva
- Sal e Pimenta à Gosto
- 450g-675g de Beringela Cortadas no Comprimento
- 3 Colheres de Sopa Azeite de Oliva
- 270g de Queijo Mussarela
- Alho e Salsa à Gosto
- Suco de Limão

Modo de Preparo:

1. Pincele as fatias de berinjela com 10 colheres de sopa de azeite de cada lado e tempere à gosto.
2. Aqueça uma frigideira de tamanho médio em fogo moderado.

3. Adicione as fatias de berinjela e frite por 5 a 10 minutos de cada lado.
4. Vire ocasionalmente.
5. Retire do fogo.
6. Em uma tigela pequena, coloque azeite de oliva com o alho, o suco de limão e a salsa até ficar bem misturado.
7. Em uma travessa, coloque todas as fatias de berinjela e despeje o molho de alho.
8. Deixe as fatias de beringela no molho por 1 a 5 minutos para absorver o molho.
9. Vire as fatias de beringela.
10. Adicione as metades dos tomates, as anchovas e o queijo mussarela cortado em cubos sobre as fatias de berinjela.
11. Regue com suco de limão e o restante do azeite das anchovas. Tempere a gosto!

Frango Com Ervilhas Afegão

Ingredientes:

- 390g de Peito de Frango
- 1 Cebola Picada
- 1 Tomate Picado
- 3 Dentes de Alho
- 3 Colheres de Extrato de Tomate
- 1 Lata de Ervilhas
- Água
- Sal
- Curry
- Garam masala
- Açafrão

Modo de Preparo:

1. Para começar este prato, em uma panela, coloque a cebola e o óleo.

2. Deixe a cebola fritar até que comece a ficar com uma cor dourada clara.

3. Nesse momento, você pode adicionar o alho e o frango picado.

4. Continue misturando até que o frango esteja começando a ficar levemente cozido.

5. Coloque os tomates na mistura e deixe cozinhar por 1 a 5 minutos, mexendo ocasionalmente.

6. Adicione as ervilhas e o extrato de tomate junto com um pouco de água, para manter tudo cozinhando.

7. Adicione um pouco de sal, até obter o sabor de sua preferência.

8. Se desejar, adicione garam masala e açafrão.

9. Cubra a panela e deixe o prato inteiro continuar cozinhando até ficar macio.

Salada Cremosa De Abobrinha

Ingredientes:
- 215gde Folhas de Rúcula
- Cebolinha Fresca Picada
- ½ Xícara de Nozes pecans
- 5 Abobrinhas
- 3Colheres de Sopa de Azeite de Oliva
- Sal e Pimenta à Gosto
- 3 Pés de Alface

Para o Molho:
- 3Dentes de Alho
- 1-1 ½ Colheres de Chá de Sal
- ½ Colher de Chá de Pimenta em Pó
- 4Colheres de Sopa de Azeite de Oliva
- 345ml de Maionese
- 4Colheres de Chá de Suco de Limão

Modo de Preparo:

1. Corte a abobrinha em sentido de comprimento.
2. Retire as sementes e corte

transversalmente em pedaços de 5cm.

3. Corte a alface em pedaços pequenos.

4. Adicione os pedaços de abobrinha em uma panela onde o azeite esteja cozinhando em fogo moderado.

5. Tempere a gosto e deixe os pedaços de abobrinhafritarem até dourar.

6. Retire do fogo.

7. Em uma saladeira, coloque as folhas de rúcula, a alface picada e a cebolinha.

8. Adicione os pedaços de abobrinha refogados e mexa para misturar bem.

9. Frite as nozes na mesma panela da abobrinha.

10. Tempere a gosto.

11. Transfira as nozes para a saladeira.

12. Misture bem todos os ingredientes.

13. Despeje o molho feito com a maionese sobre a salada de abobrinha e misture para combiner bem todos os ingredientes com o molho cremoso. Desfrute!

Frango Ao Molho De Tikka Masala

Ingredientes:
- 2 Colheres de Chá deCominho
- 2 Colheres de Chá de Coentro
- 1 Colher de Chá de Canela
- 1 Colher de Chá de Cardamomo em Pó

Marinada de Masala:
- 1–1½ Iogurte Natural
- 2 Dentes de Alho Picados
- 1–1½ Colher de Sopa de Gengibre Ralado
- 2 Colheres de Sopa de Suco de Limão
- 1,3Kg de Coxas de Frango sem Pele e sem Ossos

Molho:
- **3 Colheres de Sopa de Azeite**
- **1 Cebola Amarela Picada**
- **2 Dentes de Alho Picados**
- **3 Colheres de Chá de Gengibre Picado**

- 1/6 Colher de Chá deAçafrão Moído
- 1/5 Colher de Chá de Pimenta-Caiena
- Sal
- Pimenta
- 5–5½ Tomates Sem Água
- 3 Colheres de Chá de Mel
- ½ Creme de Caju
- 2 Leite de Amêndoas
- 5 Colheres de Sopade Coentro Picado
- 2 Colheres de Sopade Garam Masala
- ½ Colher de Chá de Pimenta em Pó
- 1–1½ Colher de Chá de Páprica
- Pimenta-Caiena
- 2 Colheres de Chá de Sal

Modo de Preparo:

1. Para começar esta receita, você pode iniciar pela marinada de masala.

2. Para isso, misture todos os ingredientes em uma tigela até que estejam bem misturados.

3. Pegue o frango e faça alguns cortes antes nele, antes de colocá-lo em um saco para cozinhar grande. Despeje a marinada preparada em cima dele.

4. Feche o saco de cozinhar e coloque na geladeira durante a noite ou por dois dias antes de seguir com a receita.

5. No dia seguinte, você pode tirar o frango da sacola.

6. Use uma toalha de papel para remover a marinada que ainda esteja no frango.

7. Coloque o frango em uma fôrma.

8. Coloque a fôrma em um forno ou em uma grelha por 1 a 5 minutos, para que possa ficar cozida, até que apareçam de 1 a 5 manchas marrons.

9. Dependendo do tamanho do frango, isso pode levar de 10 a 15 minutos.

10. Certifique-se de virar a assadeira na metade do processo.

11. Depois que o tempo acabar, você pode tirar o frango da grelha e cortá-lo em cubos.

12. Aqueça o azeite em uma panela grande antes de adicionar o gengibre, o alho e a cebola.

13. Cozinhe-os até começarem a amolecer e ficarem levemente dourados, o que pode levar de 10 a 15 minutos.

14. Adicione as especiarias e mexa por mais um minute, antes de adicionar o mel e o tomate, bem como temperar com pimenta e sal.

15. Cubra parcialmente a panela e cozinhe em fogo médio para que o molho fique mais espesso, o que levará mais 10 a 15 minutos.

16. Mexa algumas vezes, para evitar que o molho grude no fundo da panela.

17. Nesse momento, você pode adicionar o creme de caju e o leite de amêndoas, e continuar cozinhando em fogo baixo por mais 10 a 15 minutos ou até terminar.

18. Adicione o frango no final e deixe a mistura ferver por mais um pouco, para que o frango tenha tempo de aquecer novamente.

19. Polvilhe o prato com um pouco de coentro e sirva com um pouco de arroz e couve-flor, se desejar.

20. Se você precisar reaquecer este prato para outro momento, aqueça-o até que fique completamente aquecido e aproveite!

Espinafre Com Omelete

Ingredientes:

- 5Ovos Coloniais
- Endro Fresco Picado à Gosto
- 5Nozes Cortadas ao Meio
- SalePimenta à Gosto
- 5Colheres de Sopa de Azeite de Oliva
- 2Cebolas Roxas Pequenas
- 4Dentes de Alho
- 360g de Espinafre
- 1Lata de Tomate Picado com Baixo Teor de Sódio

Modo de Preparo:

1. Aqueça 1 colher de azeite em fogo médio em uma frigideira de tamanho médio.
2. Adicione a cebola roxa picada e o alho picado.
3. Mexa. Frite até o alho cheirar e a cebola ficar translúcida.
4. Adicione o espinafre picado e mexa para misturar.
5. Cozinhe até o espinafre murchar um

pouco.

6. Adicione o tomate picado à panela e mexa bem.

7. Tempere a gosto. Aumente o fogo e deixe ferver por mais 5 a 10 minutos.

8. Retire do fogo e transfira para um filtro colocado sobre uma tigela para que o excesso de líquido seja extraído.

9. Adicione o azeite restante a uma panela antiaderente em fogo médio-alto.

10. Bata os ovos até ficarem espumosos e macios.

11. Tempere a gosto.

12. Misture o endro picado e bata até ficar bem misturado.

13. Despeje os ovos na panela e deixe que os ovos cubram o fundo em uma camada uniforme.

14. Deixe fritar até que os ovos estejam quase prontos. Vire.

15. Cozinhe por mais meio minuto. Retire do fogo.

16. Coloque a mistura de espinafre no meio do omelete.

17. Cubra com nozes trituradas e desfrute

imediatamente!

Linhaça, Baunilha E Aveia Amanhecidas

Ingredientes:

- 2 Colheres de Sopa de Farinha de Linhaça
- Uma pitada de sal
- Mirtilos, amêndoas, amoras e mel cru para cobertura (opcionais)
- 1-1½ Xícara de Aveia
- 1 Xícara de Água
- 1 Xícara de Iogurte Desnatado
- 1-1½ Colher de Chá de Fava de Baunilha Moída

Modo de Preparo:

1. Adicione os ingredients em uma tigela à noite.

2. Deixe na geladeira para amanhecer.

3. Na manhã seguinte, mexe a mistura,

4. Ela deve estar consistente.

5. Adicione as coberturas de sua preferência.

Nuggets De Frango Ranch

Ingredientes:
- 1/6 Colher de Chá de Pimenta Preta
- 1 Lata de Leite de Côco comGordura
- 3 Ovo Frescos
- 5 Farinhas de Amêndoas
- 1Kg de Frango Cortado sem Pele e sem Ossos
- 1 Colher de Sopa de Salsa Seca
- 1 Colher de Chá deEndro Seco
- 1 Colher de Chá dePó de Alho
- 1 Colher de Chá dePó de Cebola
- 1 Colher de Chá deManjericão Seco

Modo de Preparo:

1. Para iniciar esta receita, pré-aqueça o forno e deixe aquecer até 385 graus.

2. Enquanto o forno estiver aquecendo, em uma tigela misture o ovo fresco, o leite de côco, a pimenta, o manjericão, a cebola em pó, o alho em pó, o endro e a salsa. Misture bem os ingredientes.

3. Em seguida, utilize um saco de armazenamento de alimentos e despeje a mistura dentro do saco.

4. Este será o seu molho ranch.

5. Adicione também os pedaços de frango. Sele o saco e agite todos os ingredientes até que os pedaços de frango estejam uniformemente revestidos.

6. Adicione um pouco de farinha de amêndoasno saco e agite-o novamente para que o os pedaços de frango fiquem uniformemente cobertos por todos os lados.

7. Deixe descansar.

8. Cubra uma assadeira com papel vegetal.

9. Coloque o frango coberto com molho na assadeira e coloque-a no forno.

10. Asse o frango no forno por cerca de 30 a 35 minutos.

11. Você saberá que está pronto quando o frango começar a ficar com uma cor marrom dourada.

12. Retire a assadeira do forno e deixe o frango esfriar por 1 a 5 minutos.

Halloumi Low-Carb

Ingredientes:
- 5Colheres de Sopa de Azeite de Oliva
- 145ml de Sour Cream
- 5Colheres de Sopa de Pistache
- Sal e Pimenta à Gosto
- 5Colheres de Sopa de Manteiga
- 615g de Queijo Halloumi
- 5Abacates
- 1Pepino

Modo de Preparo:

1. Derreta a manteiga em uma frigideira média em fogo moderado.
2. Frite fatias de queijo halloumi de ambos os lados até dourar, cerca de 1 a 5 minutos de cada lado.
3. Retire do fogo e transfira para os pratos.
4. Coloque os abacates, o pistache e palitos de pepino nos pratos, ao lado do queijo.
5. Coloque uma colher desour cream.
6. Regue os legumes com azeite de oliva.
7. Tempere com sal e pimenta do reino moída na hora.

Omelete Com Vegetais Superfoods

Ingredientes:

- 1 Colher de Chá de Azeite de Oliva
- 2 Xícaras de Espinafre, Tomate Cereja
- 1 Colher de Queijo Iogurte
- Flocos de Pimenta Vermelha Esmagados
- 1 Pitada de Endro
- 5 Ovos Frescos
- Sal à Gosto
- Pimenta Preta à Gosto

Modo de Preparo:

1. Bata 5 ovos frescos em uma tigela pequena.
2. Tempere com sal e pimenta e reserve.
3. Aqueça 2 colheres de chá de azeite em uma frigideira média em fogo médio.
4. Adicione o espinafre, o tomate, o queijo e cozinhe, mexendo até murchar.

5. Adicione ovos. Cozinhe até endurecer, mexendo ocasionalmente, por cerca de 1 a 5 minutos.
6. Misture o queijo.
7. Polvilhe com flocos de pimenta vermelha e endro.

Sopa Salgada

Ingredientes:

- 1Colher de Chá de Tomilho
- 1/6Colher de Chá de Pimenta
- 2Dentes de Alho Picados
- 2Mexilhões com Caldo
- 900ml de Leite Half-and-Half
- 2Caldos de Galinha
- 1-1½Kg de Couvle-flor Congelada
- 1Cebola Roxa Picada
- 5Fatias de Bacon Cozido
- 2Colheres de Cháde Sal

Modo de Preparo:

1. Para começar esta receita, pegue a couve-flor e siga as instruções da embalagem para cozinhar da maneira correta.
2. Quando terminar de cozinhar, escorra e corte a couve-flor em cubos, se possível.
3. Após,coloque todos os ingredientes em uma panela *slow cook*.

4. Cozinhe em temperatura baixa por cerca de 6-6 ½ horas ou até que a cebola tenha tempo suficiente para amolecer.

www.ingramcontent.com/pod-product-compliance
Lightning Source LLC
LaVergne TN
LVHW011957070526
838202LV00054B/4954